CARACTÈRES PROPRES,

PRÉSERVATIFS ET REMÈDES

DES

CONTAGIONS PESTILENTIELLES;

Par G.-G. LAFONT-GOUZI,

Ancien Médecin des hôpitaux militaires , Médecin du collége royal et des séminaires de Toulouse; Associé correspondant de l'Académie royale des Sciences de Dijon, de Marseille, de Turin, de Padoue; Membre de la Société de Médecine de Toulouse; Associé de celle d'Émulation de Paris, et des Sociétés médicales de Parme , la Nouvelle-Orléans, Bruxelles, Montpellier , Bordeaux , Marseille et Besançon.

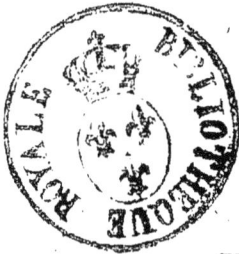

> Le temps nous apprendra si la classe des maladies contagieuses n'est pas plus commune qu'on ne le pense.
>
> Lafont-Gouzy. *Matériaux pour servir à la Médecine militaire.* 1809. *Chez* Gabon , *à Paris.*

TOULOUSE,

Chez SENAC, Libraire, place Rouaix.

1821.

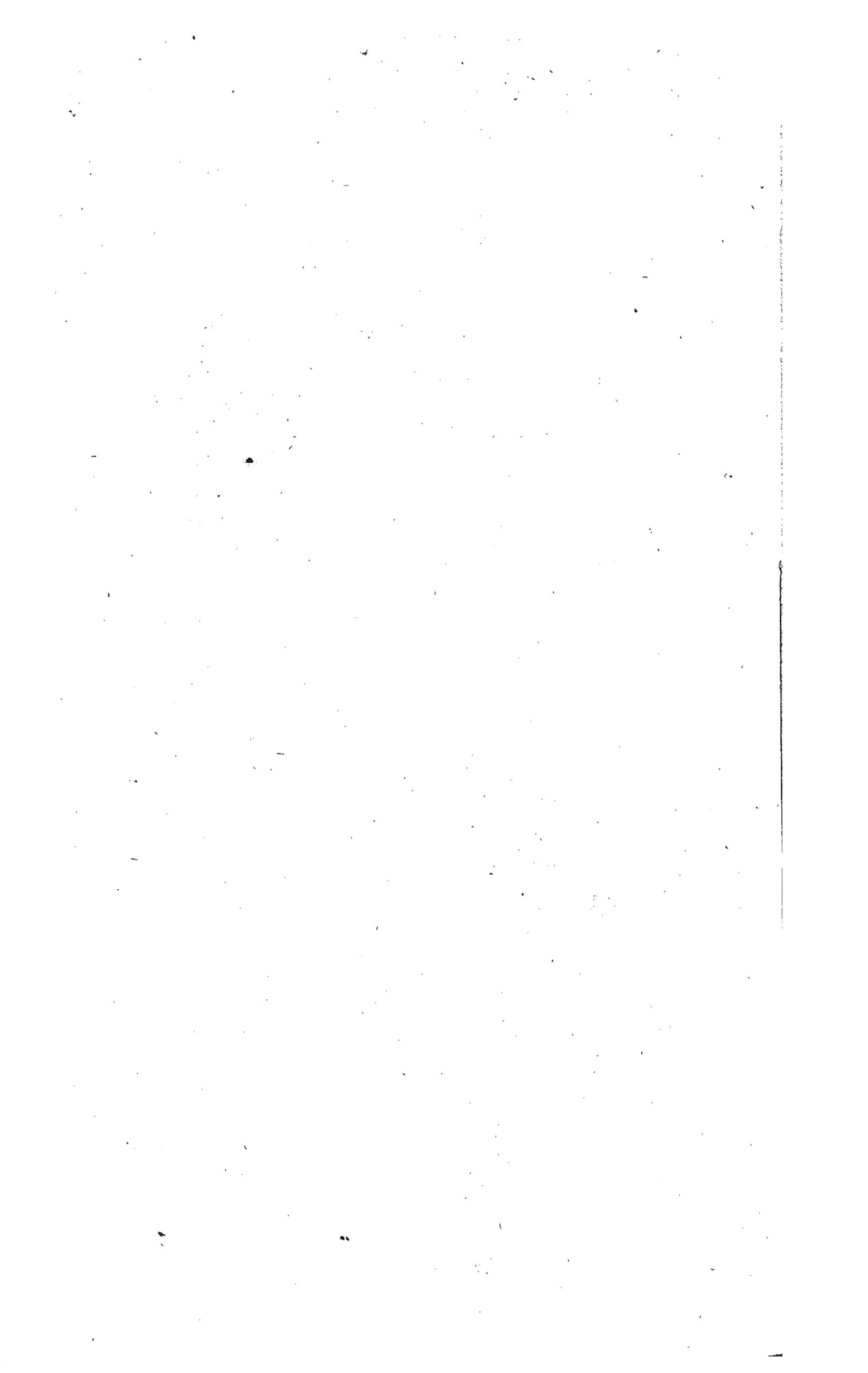

A M.ᵣ BARRIÈRE, CONSEILLER A LA COUR ROYALE DE BORDEAUX.

MON CHER ONCLE,

Je me félicite de pouvoir vous donner un témoignage public de tous les sentimens qui m'attachent à VOTRE PERSONNE, *vivante image de cette heureuse vieillesse que Cicéron admire comme le plus bel ornement de l'humanité.*

Lafour-Gouzi.

fléau qui ravage la Catalogne; mais tous ignorent ses remèdes. Ayant fait une étude particulière des épidémies, l'amour de l'humanité me porte à publier les fruits de mes recherches et de mon expérience sur ce sujet. Je n'ai point de prétentions à faire valoir ; des matières si hautes , si difficiles et si lamentables inspirent plus d'humilité que d'orgueil. Mais dans l'état où je vois les esprits et les discussions médicales , il devient indispensable de jeter un coup d'œil sur les sources connues des différentes maladies populaires. C'est rendre interminables les controverses médicales , que de fixer uniquement ses regards sur la fièvre jaune , comme si cette maladie était à part et étrangère au reste de la nature. Les obscurités qui l'entourent obligent aussi à réclamer de l'analogie les lumières qu'elle procure. Toutes les contagions connues doivent servir à la recherche de celle qui ne l'est pas. Ce n'est point que chacune ne soit une affection sui generis; mais les fébriles ont des rapports communs., et celles que l'on appelle pestilentielles en ont aussi dont on peut tirer parti.

Les contagions vénériennes , gangréneuses , varioliques , morbilleuses , typhoïdes , ont été l'objet de mes recherches dans les hôpitaux et dans la pratique civile. Quant à la peste et à la fièvre jaune, on n'objectera pas sérieusement que je n'ai point observé ces maladies dans les contrées où elles ont coutume d'exercer leurs ravages. Vingt témoins oculaires , observateurs véridiques et attentifs , nous mettent à même de juger la question avec un discernement et un sang-froid que n'ont pas toujours les médecins placés au milieu de ces fléaux destructeurs.

Au reste , mes occupations et l'état de ma vue ne me permettant pas d'être au courant des nouveautés médicales , je déclare , afin d'éviter les querelles d'amour propre , que je donne seulement pour vrais les faits dont cet opuscule est tissu. Il faut se réjouir quand les observateurs s'accordent sur des points de cette importance. Mes idées sur les épidémies et les maladies contagieuses ne sont pas de fraîche date , et j'ai quelques motifs pour ne les croire pas indignes de l'attention des médecins , sur-tout lorsque le temps et l'expérience leur communiquent une sorte de maturité (1).

_____

(1) *Voyez* mes Matériaux pour servir à la médecine militaire. *A Paris ,* 1809 *, chez* GABON *, libraire,* et les Observations sur les virus vénériens.

La Société médicale d'émulation de Paris a honoré d'une couronne un mémoire, en partie relatif aux épidémies , que je lui présentai , et sur lequel elle me fit exprimer son sentiment en ces termes :

SOCIÉTÉ MÉDICALE D'ÉMULATION SÉANT A L'ÉCOLE
DE MÉDECINE DE PARIS.

Paris, le lundi 14 avril an 1806.

Présidence de M.ʳ BARTHEZ.

A. E. TARTRA, Secrétaire-Général, etc.,

A M.ʳ LAFONT-GOUZY, Docteur en médecine.

MONSIEUR,

J'ai l'honneur de vous prévenir, que la Société médicale d'émulation de Paris a accueilli avec un vif intérêt
l'ouvrage manuscrit dont vous lui avez fait hommage,
et qui a pour titre : *Examen critique de quelques points
du système médical de l'école d'Hippocrate,* etc.

Elle a entendu, dans sa dernière séance, le rapport
qui lui a été fait sur cet excellent mémoire, auquel
elle s'empressera de donner la plus grande publicité.

Recevez, MONSIEUR, les remercîmens que la
Société me charge de vous transmettre pour votre zèle
infatigable et pour les travaux importans et nombreux
que vous lui avez communiqué. Elle s'honore de vous
compter parmi ses membres correspondans les plus
laborieux et les plus recommandables.

A. E. TARTRA, D. M.

*Quant à mes succès relatifs au typhus contagieux,
le Gouvernement français et celui de Naples, qui en
eurent connaissance, me firent témoigner leur satisfaction. Je me bornerai à citer cette lettre.*

Naples, le 18 janvier 1810.

Le Ministre de la guerre et de la marine,

A M. LAFONT-GOUZY, *Médecin de l'hôpital militaire
à Toulouse.*

MONSIEUR,

M.ʳ l'Ordonnateur de la 10.ᵉ division militaire m'a
fait connaître que c'est à vos soins infatigables et à
vos talens que l'on doit la conservation d'un grand
nombre de militaires napolitains qui sont à l'hôpital
de Toulouse, et qui étaient attaqués de maladies contagieuses. Je me ferai un plaisir de porter à la connaissance de S. M. le Roi un si généreux dévouement pour
les soldats de son armée. J'ai dû, en attendant, saisir
avec empressement l'occasion de vous témoigner par-
ticulièrement et ma satisfaction, et ma reconnaissance.
C'est par une si belle conduite qu'on s'illustre dans la
carrière que vous parcourez, etc.

*Le Conseiller-d'état, chargé du portefeuille
de la guerre et de la marine,*

Signé, DAURE.

EXAMEN
PRÉLIMINAIRE
DES
CAUSES ÉPIDÉMIQUES.

J'APPELLE épidémie une maladie générale ou populaire qui dépend d'une cause commune, telle que la disette et la mauvaise qualité des nourritures, l'altération de l'air par des hétérogènes morbifiques, la marche ordinaire et l'intempérie des saisons, enfin, les miasmes contagieux. Chacune de ces causes peut exister séparément ou se joindre à telle autre, de manière à produire des complications et des variétés morbifiques.

La disette et la mauvaise qualité des alimens frappent la classe indigente et laborieuse de la société. D'abord, les maladies qui découlent de cette source ont des variétés relatives aux saisons, aux lieux, aux météores dominans : ce sont les coliques, les flux de ventre, les fièvres continues et rémittentes du genre adynamique et ataxique ; et si la population désolée des campagnes se jette dans les villes, pour y chercher du secours, comme on le vit à Naples en 1764, la contagion se développe, et ravage indistinctement toutes les classes de la société, lors même que les saisons sont régulières et salubres.

La ville de Toulouse a fait plusieurs fois la même épreuve : en 1528, par exemple, *la famine y attira un grand nombre de pauvres sortis des pays voisins ;* une maladie pestilentielle s'y déclara dans le mois d'avril : nos annales disent que le prix du blé était exorbitant, *trois francs dix sous le setier.* La prétendue peste qui désola le royaume dans les années suivantes avait en partie cette même origine. L'historien Mézerai fait, en peu de mots, le tableau du renversement des saisons qui eut lieu pendant les années 1528, 1529 et 1530, et jusqu'en 1534. L'été envahit le domaine de toutes les saisons, et partout la récolte manqua. La famine générale fut suivie du trousse-galant et d'un typhus contagieux que les écrivains de ce temps appellent du nom de peste. Toulouse fut une des villes les moins maltraitées, *grâces aux*

moyens que les *capitouls* surent employer ,
pour secourir les indigens et séparer les
malades. Tel fut l'heureux résultat de leurs
sages mesures , que le Roi voulut les connaître , afin de les répandre dans des contrées
moins bien avisées.

En 1816 et 1817 nos fertiles et heureuses
contrées ont éprouvé ce fléau , qui produisit
dans les campagnes des fièvres gastriques , des
cours de ventre , des fièvres intermittentes et
rémittentes , des fièvres putrides et malignes
funestes à un grand nombre de paysans. Ceux-
ci étaient généralement plus accessibles aux
maladies que la fatigue , les changemens de
température et l'humidité produisent , tandis
que dans les temps ordinaires elles sont à
peine connues chez eux. La récolte du vin fut
généralement insuffisante , et le prix de cette
boisson cessa d'être à la portée du peuple.
L'été fut la saison la plus meurtrière ; mais
sur plusieurs points du voisinage les fièvres
malignes continuèrent d'exercer leur fureur
jusqu'au mois de novembre, tandis que, grâces
à l'industrieuse sollicitude des magistrats et à
la charité des citoyens riches ou aisés , *la ville
de Toulouse jouissait alors de sa salubrité
ordinaire*.

Plusieurs fois aussi nos campagnes ont été
çà et là affligées de fièvres putrides et malignes,
qui semblaient venir de la mauvaise qualité
des eaux qu'on buvait en plusieurs lieux ,
d'ailleurs bien situés , pendant que les fortes
chaleurs et les longues sécheresses tarissaient
les ruisseaux , les fontaines et les puits. Au
reste, je n'ai pas été à même d'en savoir davantage là-dessus. Passons aux causes d'endémie.

Les agens morbifiques dont l'air est chargé
sont la cause des maladies propres aux lieux
couverts d'eaux stagnantes et pleines de débris
de végétaux et d'insectes corrompus par la
canicule. Ces lieux , communément insalubres depuis le mois de juin jusqu'à la fin de
septembre , sont le théâtre de maladies endémiques faciles à confondre avec les contagieuses , dont il importe extrêmement de
les distinguer , quoique dans *bien de cas les
premières se transforment dans les autres ,
et que ces lieux infectés soient la source et le
point de départ de la contagion.*

Il importe extrêmement d'observer que
les exhalaisons morbifiques des marécages et
autres lieux insalubres ne produisent pas
des maladies invariablement contagieuses ou
non contagieuses : leur nature, à cet égard,

est relative à l'influence du temps, des météores, etc. ; il ne faudrait pas non plus
inférer, par exemple, de la non contagion
de la fièvre jaune développée à la Nouvelle-
Orléans, que cette maladie doit avoir le
même caractère dans la Haute-Louisiane,
où elle ravage les villes des Natchez et des
Natchitoches (1).

---

(1) Je faisais cette remarque au sein de notre
Société de médecine (en 1817), dans le compte que
je rendis de deux ouvrages relatifs à la fièvre jaune
de la Nouvelle-Orléans. Voici le début de mon
rapport.

En parcourant deux brochures publiées par des
médecins français établis à la Louisiane, ma pensée
s'est portée douloureusement vers l'héritage que
nous avions reçu de nos pères, et qui s'étendait
jusqu'aux extrémités de l'univers : se conciliant la
bienveillance des peuples, ils exerçaient en Europe
cette sorte d'arbitrage et de magistrature qui élevait
si haut le nom français. Notre nation n'attirait pas
seulement les regards de ses voisins, ils accouraient
chez nous pour former leur goût et leur esprit; notre
cour servait de modèle aux autres; la langue, la
littérature, l'éducation, les mœurs, tout, jusqu'aux
modes françaises, était répandu dans les pays étrangers; en sorte que la France devait, peut-être moins
à ses richesses et à ses armes, qu'au génie et au caractère de ses habitans, l'ascendant qu'elle avait sur

Ces maladies endémiques , loin d'être par‑
tout les mêmes , ont des caractères , une
marche et des symptômes relatifs aux lati‑
tudes , au climat, aux localités et aux espèces
animales et végétales qui se décomposent
dans les marécages ; mais elles *ont cela de
commun , qu'on peut les éviter toutes si l'on
s'éloigne du rayon insalubre.* Souvent aussi
le foyer impur et infectant occupe un petit

---

l'Europe. Bien plus , en Asie , en Afrique , en
Amérique , où nous avions les plus belles et les plus
riches colonies , les peuples les moins favorables
aux Européens nous témoignaient une prédilection
particulière. C'est ainsi que des Français occupaient
des postes honorables auprès du fameux Thomas
Kouli-Kan , de l'empereur de la Chine , du roi de
Tunquin , des souverains du Decan , etc., etc. ;
mais n'insistons pas sur des souvenirs qui affligent
notre cœur , à la vue d'une colonie française qui
obéit là même où nos pères commandaient ! ! !
Faisons plutôt connaître la noble entreprise que des
médecins français viennent de former à la Nouvelle-
Orléans , capitale de la Louisiane.

Cette ville , fondée pendant la régence , peuplée
de 25,000 habitans , située au-dessous du niveau du
Mississipi , bâtie sur un sol vaseux et humide , et
entourée de marécages , est désolée par la fièvre
jaune , espèce de peste établie dans cette autre
Égypte , etc.

espace, comme je l'ai vu dans plusieurs places fortes, sur-tout funestes à la garnison. Ici les maladies ne peuvent être confondues avec les contagieuses, ni avec les épidémiques, qui procèdent de la constitution des saisons, si l'on considère *qu'à quelques lieues de là tout le monde se porte bien.*

J'ai observé les maladies de ce genre en Espagne, en Italie, en Allemagne et en France ; le Bas-Languedoc en est souvent affligé dans les endroits couverts d'eaux stagnantes ; et le canal creusé par le génie de Riquet, malgré l'imperceptible écoulement de ses eaux, produit sur ses bords des fièvres périodiques, des fièvres pourprées, etc.

Ces maladies endémiques disparaissent partout ou l'industrie de l'homme assainit le pays insalubre. C'est ainsi qu'autrefois le faubourg Saint-Ciprien, qui remonte au temps où la capitale des Tectosages obéissait à Rome, était insalubre du côté de la Garonne ; aujourd'hui les fièvres d'accès qui régnaient sur ce bord sont tout autrement communes au faubourg Saint-Étienne, formé près du canal.

L'assainissement progressif qui s'est opéré dans Toulouse a fait disparaître également ces épidémies de fièvres putrides et malignes qui affligeaient les habitans, et dont nos annales font si souvent mention sous le titre d'épidémies pestilentielles. Ces maladies, quoique produites par l'insalubrité locale, jointe à la famine, etc., pouvaient devenir contagieuses dans certaines circonstances; et c'est peut-être cette observation qui avait fait *réserver plusieurs hospices aux pauvres pestiférés :* on n'y admettait pas d'autres malades.

Il importe d'autant plus de se rappeler les faits propres aux maladies endémiques, qu'ils servent beaucoup à éclaircir les disputes élevées sur le typhus et la peste, aussi bien que sur la fièvre jaune.

Les saisons et les météores offrent aux médecins observateurs le spectacle le plus digne de leur attention. Un certain nombre de maladies reparaissent chaque année aux époques qui amènent à peu près les mêmes qualités physiques de l'atmosphère.

Ainsi, les catarrhes, les fièvres d'accès, les esquinancies, les affections herpétiques, font cortége au printemps. Communément aussi, les personnes dont les nerfs sont délicats, les vieillards menacés d'apoplexie ou de para-
lysie

lysie, payent, chacun à leur manière, un tribut à l'équinoxe.

L'été produit presque toujours un grand nombre de diarrhées et de dyssenteries, généralement légères parmi les adultes, mais funestes aux petits enfans; des fièvres périodiques, des coliques gastriques, et sur-tout intestinales; des fièvres bilieuses, des colera - morbus, et autres maladies dont l'apparition résulte des qualités de l'atmosphère. Le mois d'août ébranle la santé d'un certain nombre de vieillards, dont plusieurs succombent à l'apopléxie et aux morts subites, comme parle le vulgaire. Je ne m'étendrai pas davantage là-dessus, parce que mon sujet ne l'exige pas: je me bornerai à dire, que les autres saisons ont aussi des maladies propres; mais il importe de remarquer la variété *de siége et de forme*, et le caractère particulier des maladies qui règnent en même temps à chaque saison. J'ai souvent observé que l'une de ces maladies domine, ou par le nombre, ou par la gravité: elle est généralement bénigne, quand elle est très-répandue; et si elle est grave, peu de personnes en sont atteintes. Les catarrhes, les ophtalmies, les maux de gorge, les cours de ventre, les fièvres d'accès, les fièvres rémit-

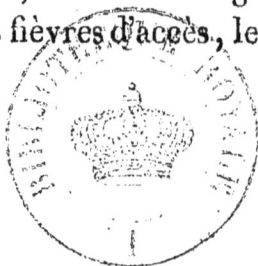

2

tentes et typhoïdes, les pleurésies, etc., qui fixent davantage nos regards, n'ont point le caractère meurtrier de ces épidémies qui figurent dans les annales de l'art.

Cependant il ne faut pas croire que les maladies attachées au retour de chaque saison soient nécessairement le résultat des qualités de l'air qui correspondent à chacune, bien que ces maladies arrivent plutôt ou plus tard, selon que la saison est avancée ou tardive; on les voit quelquefois paraître au milieu des conditions atmosphériques propres à d'autres saisons. C'est ainsi que les phénomènes morbifiques rendent manifeste l'influence sidérale ou autre, indépendante des qualités physiques de l'air, qui modifie notre existence d'une manière inconnue. Donnons-en un exemple : l'année 1813 n'eut point d'été; l'hiver avait été doux et humide, le printemps fut sec : le temps frais, humide, pluvieux, prit entièrement la place des chaleurs; cependant les flux de ventre dyssenteriques et autres qui règnent presque tous les ans pendant les ardeurs de la canicule reparurent, comme si la température eût répondu à la saison astronomique.

A cette influence secrète et inexplicable

de l'air, des météores, ou des astres, car je
ne sais à quoi l'attribuer, se rattachent une
foule de phénomènes morbifiques dont je dois
parler. Il est des époques où l'on voit paraître
des oreillons, ou des ophtalmies, des amygdales
ou des otitis : tantôt ce sont les fluxions
buccales qui dominent, et tantôt vous voyez
plus de sciatiques que d'autres douleurs rhu-
matismales. Les hémorragies nasales sont
quelquefois les compagnes des maladies qui
règnent dans un temps donné, et on les observe encore chez bien des sujets qui se por-
tent bien. Plusieurs fois cette tendance hemor-
ragique s'est aussi manifestée par le tube
intestinal.

Il n'est pas rare pareillement de voir les maladies amener la moiteur, et disparaître aisément
par la voie cutanée, de manière à faire contraste avec la gravité de l'appareil morbifique.
Je n'ai pas remarqué avec moins d'attention,
que les signes les plus manifestes de gastricité se
joignaient aux maladies régnantes, au mépris
des évacuans que la médecine leur opposait.
J'ai de même vu les humeurs se soustraire à
l'empire des saisons. Par exemple, les derniers
mois de 1810 furent très-humides, et sur-tout
en décembre ; janvier 1811 partagea le même

sort : eh bien! ce dernier mois amena des fièvres diarrhéiques avec déjections bilieuses par haut et par bas ; tandis qu'au milieu des chaleurs étouffantes de l'été de cette même année les diarrhées étaient muqueuses. Même phénomène pendant l'été de 1812, où les déjections naturelles et artificielles furent pituiteuses et glaireuses. Dans le mois d'août de l'année 1813, qui n'eut point d'été, les évacuations par haut et par bas étaient au contraire bilieuses chez les sujets de tout âge.

Les maladies bilieuses furent épidémiques en 1780 ; or, cette année fut froide et humide, ainsi que la précédente (_vid._ actes de la Société de méd. de Paris, an 1786). Malouin[a] vu régner la bile en hiver (_vid._ actes de l'Acad. des sciences, an 1751). Le même médecin, ainsi que Raymond, Vandermonde, Boucher, Geoffroy, ont observé l'empire de la phlogose dans la constitution froide et humide qui devrait engendrer la pituite, dont la surabondance est, comme on sait, accompagnée de l'inertie du corps.

Dans la deuxième constitution décrite par Hippocrate (épid., lib. 1), l'année fut froide et humide, l'été peu chaud, les vents étésiens (nord-nord-est) continuels. Cette constitution devait donc engendrer toute autre chose que la bile, cependant les maladies bilieuses régnèrent. La même chose arriva dans un autre temps, les vents du nord ayant soufflé pendant le solstice d'hiver (épid , lib. 4).

Des observations long-temps continuées m'ont fait acquérir la certitude que les phases lunaires exercent beaucoup d'influence sur l'état des dartreux ; que la nouvelle lune, le premier et le dernier quartiers sont les époques les plus pénibles pour ces malades ; que l'action de ces phases s'exerce un ou deux jours avant leur arrivée , etc.

Enfin , je me suis assuré que les maladies qui règnent pendant la même saison , dont elles semblent tirer leur origine , n'ont pas constamment une nature commune , et que les unes cèdent à un traitement qui ne peut rien sur les autres. Le printemps de 1811 fut fécond en catarres, *généralement opiniâtres* , et bien plus qu'ils ne le sont dans les autres saisons, tandis que les fièvres d'accès qui régnaient concurremment guérissaient avec facilité.

Les fièvres intermittentes et rémittentes qui viennent hors du printemps exigent, en général, une cure qui ne convient point aux

autres maladies de la saison. D'autres observateurs ont fait connaître des phénomènes
analogues.

Pendant les années 1782 , 1783 et 1784 ,
de fausses pleurésies régnèrent épidémique-
ment dans plusieurs contrées de la France.
Caille , rédacteur de la relation de cette maladie , fut extrêmement aidé dans son travail
par les rapports que lui fournirent les nombreux correspondans de la Société royale, cir-
constance digne de remarque , en ce qu'elle
prouve que ce n'est pas ici seulement l'opinion d'un seul ; mais celle d'un grand nombre de gens de l'art : il dit que cette épidémie de péripneumonies était plus inflamma-
toire dans les lieux élevés et secs où le peuple
jouit d'une certaine aisance , se loge com-
modément , et se nourrit bien ; mais elle
parvenait à un très-haut degré de putridité
dans les lieux bas et humides, à proportion de
la misère des habitans, de leur mauvaise nour-
riture et de la mal-propreté de leurs maisons.

J'en ai assez dit pour établir , d'une manière assortie à mon objet, qu'il existe
un rapport entre l'état du ciel, les saisons, les météores, et les maladies qui
régnent dans le cours de l'année ; qu'à tou-

tes les époques le siége , la forme, le caractère , etc. , des maladies sont déterminées
par l'influence des agens connus ou incon-
nus dont j'ai fait mention; et que malgré cette
diversité dans le siége , et la forme des maladies qui existent dans la même saison , toutes sont plus ou moins aisément curables par
les secours médicinaux.

Les seules fièvres éruptives (variole, rougeole , scarlatine) *ont une forme , une
marche à peu près fixes, et que l'art ne
change pas.* La nature guérit ces maladies en
chassant du corps le venin contagieux qui les
cause , et tout le pouvoir de la médecine
consiste à affaiblir ou à détruire les complications. Enfin, dans *tous les lieux et tous les
temps de l'année , les maladies éruptives
conservent leur fond morbifique* et leur caractère *distinctif.*

Passons maintenant à l'examen de l'intempérie des saisons.

Avant l'année 1808 j'avais observé que ;
depuis plusieurs années , les saisons étaient
extraordinairement interverties dans nos
contrées. Ce changement s'annonça par des
pluies abondantes qui durèrent , presque
sans interruption, pendant six mois ; en-

suite les hivers furent doux , et l'humidité
domina au détriment des saisons subséquen-
tes. Pendant la durée de ces pluies interminables , le Bas-Languedoc était en proie à la
sécheresse ; et j'observerai , en passant , que
la montagne noire semble partager le Languedoc en deux parties , dont l'état météorologique présente fréquemment une opposition digne d'être étudiée.

Les cinq premiers mois de 1811 furent éton-
namment secs , il en fut à peu près de même des
mois de février, mars , avril et mai de 1813 ,
dont l'hiver fut doux et tempéré. L'été frais
et pluvieux rappelait les temps d'automne et
d'hiver. L'état météorologique de l'année
1814 présenta aussi beaucoup d'irrégularités
et de vicissitudes.

Le printemps et l'été de 1816 furent mé-
connaissables. L'hiver prolongea sa durée aux
dépens des autres saisons : un temps nébuleux,
frais , mêlé de fréquentes pluies , dura jusqu'au mois d'août 1817 , et présenta un phénomène opposé au précédent. Non-seulement les saisons ne furent point conformes
à leur nature ; mais encore une sécheresse
extraordinaire désola nos contrées ; les puits
et les fontaines étaient taris en plusieurs

lieux , et les rivières furent extrêmement basses.

Jaloux d'éviter les détails inutiles à mon objet , je n'en dirai pas davantage là-dessus: Qu'il me suffise de faire remarquer , que, *malgré cette constitution morbifique des saisons et ces intempéries répétées , la ville de Toulouse n'a été affligée* d'aucune maladie épidémique grave. La grippe et l'ophtalmie qui ont été prodigieusement répandues dans nos contrées venaient , selon toute apparence, de miasmes transmis, ou par l'air, ou par le contact , et rien ne porte à croire que ces maladies appartiennent à celles que les saisons produisent ; en effet , elles ont régné dans différentes contrées de l'Europe qui n'étaient point soumises à l'empire de la constitution observée chez nous.

Les maladies éruptives , telles que la variole et la rougeole , la dernière sur-tout, ont fait des apparitions , qu'il me suffira de rappeler , puisque ces affections populaires dépendent d'une cause contagieuse que les saisons, les météores, etc. , mettent en scène, et ne créent jamais. Les épidémies de ce genre , une fois produites , sont seulement modifiées par la constitution de l'air, qui n'altère jamais leur caractère fondamental.

Ici je dois ajouter, que dans les mois d'août et de septembre de 1814 les villages et les campagnes du voisinage ont été frappés de fièvres périodiques et continues, que l'adynamie et le pourpre rendaient funestes : c'est sans raison que le peuple les attribuait à la corruption des nombreuses victimes de la bataille, puisque la ville de Toulouse, entourée de cadavres, n'a presque pas éprouvé de maladies de ce genre ; d'ailleurs, ces dernières ont éclaté dans des villages et des campagnes éloignées du champ de bataille. Ne seraient-elles pas plus véritablement l'effet des germes typhoïdes que les armées ennemies ont pu laisser dans ces lieux, où les soldats étaient logés, tandis qu'ils ne s'arrêtaient pas dans Toulouse ?

Pendant les mois d'août, septembre et octobre 1817, les campagnes voisines, plusieurs cantons de notre département, une partie de celui du Gers, ont été en proie à une fièvre maligne meurtrière, qui s'est également montrée dans l'Ariège. Si je rappelle que nos contrées ont éprouvé à la fois la disette des céréales et des boissons vineuses,

la rareté des eaux salubres et l'intempérie
des saisons , on verra réunir les causes fé-
condes d'épidémies ; cependant celle des
fièvres malignes a épargné *la ville de Tou-*
louse , ainsi que plusieurs autres , et nulle
part la classe aisée n'en a souffert : ces
circonstances mémorables, qui se recommandent à l'attention des observateurs , ne ré-
pandent pas seulement un grand jour sur
l'origine de cette épidémie ; elles *prou-*
vent encore avec évidence , que ce fléau po-
pulaire ne procédait pas de la constitution
des saisons. Je passe sous silence les divers
détails étrangers à mon sujet. Raymond a
pareillement vu des intempéries prolongées
qui ne suscitaient aucune épidémie , tandis
que d'autres médecins , tels que Sarconne ,
ont observé les plus graves maladies populaires au milieu des saisons salubres qui
succédaient à des saisons non moins régulières.

Ces faits importans, que je viens d'exposer, me conduisent naturellement à examiner
en peu de mots la doctrine des constitutions
épidémiques d'où nous viennent des erreurs
accréditées , et qui a répandu tant de confu-
sion sur les maladies contagieuses.

Zimmerman , qui , dans son traité de la dyssenterie, paraît douter de l'influence qu'on attribue aux températures de l'air sur les épi-démies , dit, dans son beau traité de l'expé-rience (*tom.* 2 , *pag.* 3a6), qu'il a souvent vérifié l'utilité de la sentence de Bacon , qu'il faut chercher les causes d'une épidé-mie , moins dans l'état présent de l'air , que dans celui qui l'a précédé. Delaporte et Vicq-d'Azir soutiennent le même sentiment (*vid. réflex. sur les malad. épid.* , *mém. de la Société royale*) ; Raymond (vid. *son mém. couronné par la Société royale*) ; Grimaud (*cours des fièvres*) ; Tourtelle (*médecine pra-tique*) ; Broussonet (*traité de séméiotique* ; etc. , etc.), ont les mêmes vues. Mais que penser de ce système ?

Les agens nuisibles produisant toujours leur effet plus ou moins promptement, selon la durée et l'intensité de leur influence , et la capacité de l'organisme à leur résister , on ne saurait croire que le corps humain ne doive être attaqué de maladie qu'un ou deux ans après avoir éprouvé l'action nuisi-ble des constitutions atmosphériques. La raison se refuse à supposer que le cours des saisons et le souffle des vents ayant

été interverti , et les pluies ayant été extrêmement abondantes , par exemple , pendant
l'année 1803 , l'action nuisible qu'un pareil
désordre peut exercer sur l'organisme ne
doive se manifester qu'en 1804 ou en 1805.
A mon avis , il faut aimer le merveilleux
pour adopter une pareille opinion.

Comment supposer qu'une constitution ca-
pable de déterminer une épidémie reste si
long-temps sans exercer l'influence qu'on lui
attribue , au moins sur les sujets faibles ,
et dont l'état est analogue à celui qu'elle
doit produire ? Ceux d'un tempérament vigoureux , qui sont les plus capables de lui
résister , devraient être à l'abri de ces atteintes , ou ne les éprouver du moins qu'après
les premiers. Et qu'on ne dise pas que cette
cause est si active et si puissante , que la vi-
gueur du corps ne peut nous garantir de ses
effets ! Il est évident qu'elle n'est, ni l'un, ni
l'autre, puisque les constitutions ne produisent les épidémies que long-temps après qu'elles ont régné. D'ailleurs, les maladies qu'on
leur attribue devraient exercer une violence
plus meurtrière sur les tempéramens analogues à leur influence , que sur ceux d'une
disposition contraire.

Les faits nombreux dont nous sommes tous les jours les témoins, et que personne ne désavouera, prouvent que l'effet nuisible produit par tel climat, telle saison, tel état de l'air, se dissipe souvent sans le secours du régime et des remèdes pharmaceutiques, et par le simple effet des changemens qui placent l'homme dans un milieu, et, pour ainsi dire, une localité différente. Il suffira donc que cette constitution de l'air change, et qu'elle soit quelque temps remplacée par une différente, pour dissiper ses mauvais effets, qui ne sauraient être fort considérables, puisque la maladie épidémique a tardé si long-temps à se développer.

Supposons encore que la chaleur et la sécheresse dominent pendant un an ou davantage ; et qu'il survienne quelque temps après une épidémie pendant un automne et un hiver extraordinairement humides : dans ce cas, les deux dernières saisons auront sans contredit plus de part à la production et à la nature de l'épidémie, que la constitution chaude et sèche qui les a précédées, et que les auteurs précités regardent comme sa véritable cause. Qui pourrait avancer que lorsque des troupes, après avoir habité plusieurs années un pays froid, passent dans un climat chaud, les maladies auxquelles ce changement les expose sont l'effet de la température froide, tandis que c'est précisément sous l'action du chaud qu'elles se déclarent? Tout ce qu'on peut attribuer à leur séjour dans les pays froids, c'est de les avoir rendues peu capables de supporter cette espèce de révolution.

L'opinion de Bacon, Zimmerman, Vicq-d'Azir, que je combats, ne peut trouver son application que relativement aux miasmes qui se forment pendant le règne de certaines constitutions de l'air et l'apparition de certains météores, et qui, pour éclore et se développer complétement, ou pour acquérir de la force et se propager, ont quelquefois besoin d'une certaine disposition du temps et du corps humain. Je pense que l'irrégularité et le prolongement des saisons, divers météores, et les changemens considérables qui ont lieu dans l'atmosphère contre le cours ordinaire des choses, deviennent sur-tout funestes, en développant les germes, en réveillant l'activité, ou en favorisant la propagation des miasmes contagieux. Les grands rassemble-

mens d'hommes qui ont lieu dans les armées,
les prisons, les hôpitaux, les vaisseaux, produisent le même effet. Si tel et tel germe
contagieux se montre dans une saison plutôt
que dans une autre, c'est que, pour agir et
pour se répandre facilement, il a besoin
d'être secondé par des circonstances particulières que la température et l'état de l'air
n'offrent pas toujours. Les insectes ont de
ces sortes de prédilections ; il est des saisons
et des états particuliers de l'atmosphère qui
les multiplient extrêmement. Bien des plantes et des animaux dont nous redoutons le
poison ne sont également nuisibles , ni en
tout temps , ni en tout lieu.

La cause épidémique qu'on a tant cher-
chée, et qu'on a cru trouver dans l'irrégularité des saisons et dans le souffle extraordinaire de certains vents , est le résultat de plusieurs agens dont les influences aériennes ne
constituent qu'une partie. Lorsque ces dernières agissent seules , les maladies , quoique répandues , sont peu graves. C'est sur-
tout en amenant la disette et les mauvaises
nourritures et en favorisant le développement ou la propagation des miasmes, qu'elles
sont funestes aux hommes.

En

En parcourant attentivement les ouvrages d'Hippocrate , Raymond, Caille, Sarconne, Huxham , Malouin , Geoffroy , Cotte , les journaux de médecine de Paris , etc. , etc. , j'ai vu dans combien de circonstances la doctrine des constitutions est d'une fausseté manifeste , et ma propre expérience ne lui est pas plus favorable.

Delaporte et Vicq - d'Azir , comme tant d'autres médecins se sont abusés , en attribuant au dérangement et à l'intervertissement des saisons les épidémies que les miasmes , la rareté des vivres , l'abondance des mauvaises nourritures , et d'autres calamités , telles que la guerre font éclore. Ils citent Hippocrate , Tite-Live , Forestus , Sennert , Ramazzini ; dont les faits qu'ils rapportent sont pour la plupart contraires ou étrangers à leur opinion. Ces causes ont produit les épidémies meurtrières qui ont désolé l'empire romain , et , dans des temps moins reculés , celles qui ont ravagé l'Allemagne , l'Angleterre , la France , l'Italie , l'Espagne , etc.

Hippocrate est tombé le premier dans cette erreur. Il n'est pas douteux , par exemple , que l'affection pestilentielle qu'il décrit dans

3

le 3.ᵉ livre des épidémies ne soit la même
que cette fièvre contagieuse qui ravagea
Athènes pendant la guerre du Péloponnèse,
et dont Thucydide (*lib.* 2) a fait la description, si heureusement imitée par Lucrèce
(*lib.* 6), et Ovide (*Metam.*, *lib.* 7, *cap.*
14); et il est à remarquer que l'historien et
les poètes en apprennent bien mieux la cause
que le père de la médecine.

L'historien grec et les poètes, ses imita-
teurs, attribuent cette maladie à un miasme
venu de l'Ethiopie; et leurs tableaux ne
permettent pas de douter qu'elle ne fût contagieuse. Quelle lumière ne trouve-t-on point
à ce sujet, par exemple, dans un seul passage
d'Ovide !

Nec moderator adest, inque ipsos sæva medentes
Erumpit clades, obsuntque auctoribus artes.
Quo propior quisque est, servitque fidelius ægro ;
In partem lethi citiùs venit.

(Metam., lib. 7, cap. 14).

Observons qu'anciennement, comme de
nos jours, de graves épidémies ont pris leur
source dans les eaux stagnantes et corrom-
pues par les grandes chaleurs, ou dans les
temps et les lieux qui mêlaient cette der-

hière cause avec l'humidité. Voilà pourquoi
l'été et l'automne sont l'époque des fièvres pestilentielles dont Thucydide, Tite-Live,
Virgile, Horace, Cesar, Plutarque, Ovide
font mention.

Lucrèce, tout autrement initié dans la
physique, parle plus savamment de l'origine des fléaux contagieux, qu'il fait dépen-
dre des chaleurs et des grandes pluies, ainsi
que d'effluves terrestres, auxquels seize cents
ans plus tard l'autorité du grand Sydenham
donna une triste célébrité.

« *Atque ea vis morborum......*
Aut extrinsecùs, ut nubes nebulæque supernè
Per cælum veniunt, aut ipsa sæpè coorta
De terrá surgunt, ubi putrorem humidà nacta est
Intempestivis pluviisque, et solibus icta ».

Au reste, il serait inutile de chercher
l'origine de la peste dans les sources qu'il
lui assigne. La prétendue peste qui fit de si
grands ravages à Rome du temps de Néron
se manifesta sans qu'on pût découvrir dans
l'air quelque chose d'extraordinaire : *nullâ
cæli intemperie quæ occurreret oculis*, dit
Tacite (*Annal.*, *lib.* 16), et depuis deux
cents ans que cette maladie est beaucoup

plus connue on a souvent fait la même observation.

Avant le 17.ᵉᵐᵉ siècle les graves maladies
populaires étaient appelées pestilentielles ;
mais la véritable peste a rarement paru en
Europe. En effet, l'empire romain compre-
nait les pays qui sont les foyers de cette maladie, et d'où elle se répand ailleurs. Les
rapports de Rome avec l'Afrique, l'Egypte,
la Syrie, l'Asie mineure et la Grèce, étaient
intimes et multipliés, et nulle précaution
n'était prise pour garantir les provinces de
l'infection pestilentielle, si elle eût existé.
Si les pays qui renferment ce germe destructeur avaient été anciennement ce qu'ils sont
aujourd'hui, ils n'auraient point passé pour
salubres, nous serions instruits que la peste
y avait établi sa demeure empoisonnée ; enfin,
Constantin n'aurait pas transporté à Byzance
le siége de son empire. Nos premiers maîtres
ne connaissant point le moyen d'arrêter la
peste, cette maladie serait devenue comme
permanente, et eût encore été plus meurtrière
qu'elle ne l'a été dans les derniers siècles. La
cérémonie du Lectisterne, qui consistait à
servir pendant huit jours des festins aux
statues d'Apollon, Latone, Diane, etc. ; les

jeux publics, les concerts, le sacrifice d'une fille, voilà par quels expédiens Tite-Live, Pline et Plutarque disent qu'on apaisait ce fléau. C'est qu'à cette époque la peste était rare, et que la médecine était dépourvue de lumières relativement aux fièvres contagieuses.

Dans ces préliminaires j'ai indiqué rapidement les sources et les causes des maladies populaires, les agens et les circonstances qui les changent et les modifient; enfin, j'ai fait pressentir les bornes de la puissance des unes et des autres, et les caractèrees propres aux maladies populaires que la contagion n'accompagne pas.

Lorsqu'une maladie épidémique existe, il s'agit de savoir si elle est produite par la disette et la mauvaise qualité des nourritures, ou par l'insalubrité des lieux, ou, enfin, par la constitution de l'air et des saisons; que si elle ne procède point de ces causes, on peut déjà présumer sa nature contagieuse, sur laquelle il n'y aura plus, ni doute, ni incertitude, si la maladie populaire présente les caractères distinctifs dont il me reste à faire mention.

CARACTÈRES DISTINCTIFS
DES MALADIES
POPULAIRES CONTAGIEUSES.

RAPPELER que la peste est établie, comme
en permanence, dans la Turquie, l'Égypte
et les Pays barbaresques ; que la fièvre jaune,
cette autre peste du nouveau monde, désole
habituellement nos colonies d'Amérique, les
États-Unis, plusieurs contrées insulaires, et
autres, avec lesquelles la France a constamment des relations commerciales, et qu'enfin
ce dernier fléau reparaît souvent dans la
malheureuse Espagne, qui en éprouve en ce
moment toutes les horreurs, c'est faire sentir
que la contagion la plus meurtrière nous
entoure et nous menace de toutes parts, et
qu'il importe extrêmement à la France de
prendre, sans retard, les mesures préserva-
trices que les circonstances commandent.
Ayant fait une longue étude des maladies
contagieuses, je me hâte d'offrir au public
le fruit de mes recherches et de mon expé-

rience sur ce sujet. Différer de le faire, lorsque les calamités de l'Espagne peuvent tourner contre nous-mêmes, ce serait imiter les généraux qui envoient des renforts après la bataille; mais, en prenant la plume, j'irai droit aux difficultés : j'ai à cœur d'éviter également les vains détails, les inutilités médicales et les reproches que Fontenelle adresse aux médecins de son temps.

Tout le monde étant occupé de la fièvre jaune, que les uns réputent contagieuse, pendant que les autres rangent cette maladie parmi les endémiques et les épidémiques, il devient indispensable de considérer cette question sous un point de vue médical, sans égard aux personnes, et comme s'il s'agissait de décider, 1.º si la peste de Marseille était contagieuse, et 2.º si le typhus nosocomial se propage par le contact; car pourquoi alléguer l'opinion de Chirac, Didier, Chicoineau, Assalini, Stoll, etc., sur ces matières? Je vais donc fixer, autant qu'il est en moi, les caractères distinctifs des maladies épidémiques contagieuses.

Ne devant pas signaler ici toutes les maladies populaires contagieuses, je me bornerai à parler de celles qui ont le plus souvent

ravagé l'Europe : ce sont la peste , le typhus
pétéchial et la fièvre jaune , qui , originaire
de certaines contrées de l'Amérique , a été
transportée dans notre continent. Ces maladies contagieuses ayant toujours été, au grand
détriment du peuple , un sujet de controverse
médicale , et confondues avec les endémiques
et les épidémiques , il convient d'assigner les
caractères et les traits distinctifs de la contagion , qui diffère beaucoup de l'endémie et de
l'épidémie. Les voici.

1.º En quelque sorte semblable aux races
animales et végétales , chaque espèce d'agent
contagieux est comme la semence d'une maladie *sui generis* , qui , à son tour , produit
des germes de la nature de ceux dont elle
émane (1).

_____

(1) Les animaux et même plusieurs plantes , entre
autres le safran , sont sujets à des maladies pestilentielles. Nous devons à Duhamel et à Fougeroux-
Debondaroy les plus précieux détails sur la peste
du safran , qui tue infailliblement tous les oignons
qu'elle attaque ; c'est un fungus qui la cause. Le
célèbre Duhamel reconnaissait à cette terrible maladie des caractères contagieux ; et , dès le commen-
cement du 18.ᵐᵉ siècle on s'appliqua à arrêter
ses ravages par les moyens que l'on oppose à la peste
humaine.

La semence ou le germe de chaque sorte
de maladie contagieuse, tout en conservant
sa nature particulière, produit des maladies
dont la forme et les symptômes varient jusqu'à un certain point , selon le climat ,
les saisons , la situation des lieux , les qualités
de l'atmosphère , le rassemblement ou la dissémination des hommes , etc.

Chacune de ces maladies attaque de préférence tel âge , tel sexe. Par exemple , la
variole et la rougeole se jettent plus volon-
tiers sur les enfans ; le typhus , la fièvre
jaune , etc. , en veulent davantage aux adultes. Chaque maladie contagieuse a sa période
particulière d'incubation , et exige tel nombre de jours pour se produire.

Au reste , je me garderai d'examiner la
question insoluble de la préexistence ou de
la création spontanée des germes ; je dirai
seulement que cette dernière hypothèse , en
opposition avec les phénomènes de la vie or-
ganique qui sont le plus à notre portée, n'est
encore appuyée que sur des suppositions ingé-
nieuses. Si les œufs de poule , que la seule
chaleur fait éclore , étaient invisibles , la
science humaine ne manquerait pas de conclure que les poulets viennent spontanément,

et sans germe préalable, comme les animal-
cules et les plantules.

2.º L'origine, le transport et les moyens de
communication des fièvres contagieuses qui
éclatent dans un pays peuvent communément être déterminés par des observateurs
judicieux, même étrangers à la médecine.
Ainsi, Thucydide, Tite-Live, Lucrèce, etc.,
nous ont laissé là-dessus les plus lumineux
documens. La propriété contagieuse de certaines maladies populaires est connue depuis
bien des siècles ; elle fut remarquée pendant
la guerre du Péloponnèse : les Gaulois campés
autour de Rome en éprouvèrent aussi l'effet
meurtrier ; elle fut également funeste aux
armées romaines et carthaginoises qui se dis-
putaient la possession de Syracuse. Tite-Live
va même jusqu'à montrer que la maladie,
originairement endémique, devint ensuite
contagieuse : *et primò temporis ac loci vitio
et ægri erant, et moriebantur ; posteà cura-
tio ipsa et contactus ægrorum vulgabant
morbos.*

Quant à moi, j'ai plusieurs fois indiqué
la cause, le lieu de départ et la route des
contagions pétéchiales et dyssentériques, etc.
Mais la contagion peut être, selon les cir-

constances , aisée ou difficile à se propager :
dans ce dernier cas, l'erreur est inévitable ,
si l'on n'a point égard aux caractères dont
je parlerai bientôt.

3.º Les maladies populaires contagieuses
se montrent comme spontanément dans des
pays et des saisons salubres , c'est-à-dire,
dans un temps où l'état sanitaire du peuple
contraste avec le fléau qui paraît : elles
sont principalement meurtrières dans les
grandes villes et dans les lieux où les hommes sont rassemblés en grand nombre. Dans
les cas où les opinions médicales étaient dis-
cordantes, je faisais ressortir la nature contagieuse, en observant que la maladie n'existait
pas hors de tel hôpital , de telle prison , de
telle ligne de passage , etc. ; ces endroits ex-
ceptés , la ville ou le pays étaient dans un
état sanitaire satisfaisant. Les maladies épidémiques , au contraire , loin d'arriver brus-
quement , sont plus ou moins précédées par
des maladies d'une nature analogue à celle
de l'épidémie ; enfin , la contrée soumise à
l'influence des constitutions épidémiques par-
tage à peu près le même sort.

4.º Quand une maladie populaire est con-

tagieuse, les sujets qu'elle atteint présentent
des symptômes à peu près semblables chez
tous ; la maladie a chez tous une marche et
des caractères qui décèlent clairement une
cause et une source communes ; en un mot ,
on observe , si je puis parler de la sorte , un
air et des traits de famille qui distinguent
ces affections des autres maladies régnantes :
il y a plus, ces dernières sont comme envahies,
ou plutôt effacées par l'affection contagieuse,
quand elles viennent à se joindre chez le
même individu , de manière que la maladie
ordinaire disparaît plus ou moins complète-
ment lorsque l'autre se déclare : j'ai souvent
observé ce phénomène dans les hôpitaux et
dans les armées.

Généralement aussi cette cause affecte de
préférence tels organes , et produit telle série
d'altérations organiques , tandis que les maladies engendrées par la constitution vicieuse
des saisons offrent plus de variété dans leur
forme , leur siége et leurs effets organiques.
Au reste, j'ai vu bien des cas où les altérations
organiques n'appartenaient pas entièrement
à la maladie contagieuse elle-même : c'est
ainsi qu'elles étaient plus communes parmi
les troupes allemandes du corps d'armée de

Gironne que dans les régimens français et
italiens ; l'influence du climat , l'abus des
nourritures pendant la maladie , etc. , expli-
quaient le phénomène.

Chaque maladie contagieuse , tout en
conservant son caractère fondamental et ses
principaux symptômes , est susceptible de
certaines variétés de forme dont j'ai déjà
fait mention. Par exemple , en 1808 et 1809
il existait deux lignes d'évacuation de l'Espagne à Toulouse ; le point de départ de l'une
était Bayonne , Perpignan l'était de l'autre.
Les malades présentaient des symptômes particuliers à chaque ligne d'évacuation : en
même temps , ma salle , dite des *Consignés* ,
remplie de malades venus de la prison militaire, m'offrit une autre sorte de variété et
des complications morbilleuses. Toutes les
fièvres contagieuses présentent des phénomènes semblables : la rougeole, par exemple,
a une violence, une durée, une terminaison
et des symptômes qui diffèrent selon les épidémies , les saisons , les lieux , etc. ; je l'ai
même vue catarrale en été plus que dans les
temps froids ; enfin , les mêmes organes ne
sont pas le siége constant des accidens qu'elle
produit : tantôt elle affecte fàcheusement les
yeux , et tantôt elle laisse de préférence ses

reliquats dans le poumon ou dans les entrailles;
mais toutes ces variétés, indifférentes au fond
morbifique, sont comme renfermées dans un
cercle que la nature ne dépasse pas.

Il est des maladies contagieuses, la rougeole,
par exemple, qui poursuit sa marche en même
temps que le typhus pétéchial suit son cours.
Les malades qui viennent d'essuyer la variole
sont inhabiles à contracter la contagion typhoïde.

Plusieurs observateurs ont aussi reconnu
que ces convalescens ne contractaient point
la peste : seraient-ils également à l'abri de la
fièvre jaune ? Il importerait de savoir si les
sujets qui ont eu le typhus contagieux con-
tractent la fièvre jaune ; ou si cette dernière
maladie est plus bénigne chez eux.

5.ᵃ Les maladies contagieuses ne res-
pectent aucun tempérament ; les individus
robustes n'en sont pas plus à l'abri que
les faibles, et il n'y a ni régime, ni force
d'ame qui en puisse garantir. Les maladies
endémiques et épidémiques, au contraire,
se jettent de préférence sur les tempéramens
analogues à leur nature et à leur tendance :
tantôt les tempéramens vigoureux, et tantôt
les débiles en sont à l'abri ; là, ce sont les

soldats, les paysans qu'elles attaquent sur-
tout, tandis que les officiers de terre et de
mer, et les classes aisées de la société sont
épargnées.

6.º Communément les fièvres contagieuses
n'attaquent pas deux fois le même individu,
tandis que la reproduction des maladies épidémiques n'a pas de bornes. Au reste, il
faut reconnaître que les contagions les plus
violentes, celles de la peste et de la fièvre
jaune, par exemple, fournissent des excep-
tions dont les médecins, trompés par le
vulgaire, augmentent gratuitement le nombre. Le règne calamiteux de ce fléau alarme
l'imagination ; bien des personnes se disent et
se croient atteintes, quoique leur maladie
soit étrangère à la contagion. A l'occasion de
l'épidémie de Barcelonne, je me suis assuré
que plusieurs victimes, M. Lara entr'autres,
passaient faussement pour avoir eu la même
maladie à Cadix.

Quant au typhus contagieux, je ne l'ai
pas vu attaquer deux fois la même personne.
Les convalescens qui éprouvent des rechutes
présentent, pour la plupart, des symptômes
de fièvres putrides, ou de graves altérations
abdominales ; de même aussi les fièvres ré-

mittentes et autres, qui traînent à leur suite les symptômes de malignité, peuvent attaquer les individus qui, dans le temps, ont été pris du typhus contagieux; mais ces faits sont étrangers à ma thèse, et ne prouvent absolument rien contre elle.

Un militaire que j'avais guéri de cette maladie revint dans ma salle trois mois après son retour au régiment. Je vis avec autant d'attention que de surprise qu'il paraissait attaqué du typhus nosocomial qui régnait encore, et dont les hémorragies nasales étaient le caractère commun. Des fièvres d'accès, me dit-il, l'avaient fait rentrer dans l'ambulance; puis il fut pris de la fièvre continue, qui durait encore; enfin, il ressentit à la gorge, aux arrières-narines et à l'estomac des douleurs accompagnées de la sortie de beaucoup de sang par le nez et par la bouche. Après bien des recherches je parvins à découvrir qu'il avait avalé de très-petites sangsues en buvant dans un ruisseau, et que plusieurs de ces insectes continuaient d'entretenir l'hémorragie dont elles étaient la cause originaire. Je l'eus bientôt guéri.

Les maladies contagieuses (j'entends toujours parler de la peste, du typhus et de la

fièvre

fièvre jaune) ont, dans la plupart des cas, une violence et une gravité communes et indépendantes de la force ou de la faiblesse du tempérament ; elles résistent aux traitemens ordinaires, en sorte que les toniques ne relèvent pas les forces, les antiseptiques ne préviennent ou ne dissipent point la putridité, les saignées même ne garantissent pas de la phlogose, tant le principe contagieux poursuit invariablement dans le corps humain sa funeste marche.

Les maladies épidémiques, au contraire, ont une gravité inégale ; elles sont accessibles aux méthodes curatives, et cèdent, en grand nombre, aux remèdes convenables. Là les saignées, les sangsues, les rafraîchissans en triomphent ; ici, ce sont les vomitifs ou les purgations ; enfin, dans d'autres constitutions de l'air le mal cède, comme par enchantement, au quinquina. J'en appelle aux praticiens, voit-on rien de semblable dans le cas de contagion ?

Il est impossible en ce moment de décider si la peste, la fièvre jaune, et le typhus contagieux ou pétéchial sont, au fond, le produit de la même cause modifiée par le climat, les lieux, les saisons, etc. On sait seulement

4

que ces maladies ont également une origine endémique, et souvent des symptômes semblables. Dans les pays et les saisons chaudes le typhus contagieux qui ravageait les hôpitaux m'a offert tous les caractères de la peste, et quelquefois ceux de la fièvre jaune. Les longues évacuations que les retraites précipitées faisaient subir à ces malades, réunis en grand nombre dans des locaux mal-propres et peu aérés, et l'encombrement des hôpitaux militaires, opéraient aussi l'exaspération de ce typhus, qui, à la faveur de circonstances heureuses, perdait beaucoup de sa violence et de ses qualités contagieuses.

Au reste, quoique chaque espèce de contagion puisse être le fruit d'agens endémiques, et le résultat de conditions propres à certaines contrées insalubres, il n'en est pas moins certain que la maladie, une fois produite, prend quelquefois le caractère contagieux qu'elle n'avait pas d'abord, et qu'elle engendre une semence ou des germes à la faveur desquels elle se propage, se perpétue et se répand loin de son origine endémique. Les médecins qui s'obstinent à examiner si la fièvre jaune est contagieuse sur les côtes de la Vera-Cruz, de la Louisiane, à l'île de Cuba , s'engagent donc dans de fausses routes , et leurs raisonnemens ne peuvent que les égarer ; car, pour décider si elle est contagieuse aux Etats-Unis et en Espagne , par exemple, il ne faut pas la considérer dans les lieux où peut-être elle n'est qu'endémique et le funeste·effet de localités insalubres. D'ailleurs , il est aisé de se méprendre sur une matière trop souvent obscure et très - difficile. Les germes contagieux dont je parle , une fois déposés sur les meubles , les effets , etc. , d'un pays, d'une ville , d'une maison, produisent dans la suite leur action morbifique à la faveur de circonstances propres à la faire éclore , et sans qu'il soit nécessaire qu'un bâtiment, des marchandises , ou des individus malades , y apportent la contagion. N'est-ce pas ainsi que la petite vérole , la rougeole , la scarlatine , la coqueluche , la gangrène nosocomiale , etc. , etc. , se montrent si souvent parmi nous ?

Examinez attentivement l'histoire et la description fidèles des pestes, des fièvres et des dyssenteries malignes ou pestilentielles, qui ont désolé le monde depuis le temps de Thucydide et de Grégoire de Tours jusqu'à la peste, la fièvre jaune et le typhus des camps observés dans ces derniers temps, par-tout vous retrouverez les principaux caractères que j'assigne aux épidémies contagieuses.

Les faits multipliés que rapportent sur la fièvre jaune MM. Lind, Carey, Valentin, Dalmas, Gilbert, Humboldt, Deveze, Jackson, Barthe, Thomas, etc., etc., et les renseignemens que j'ai reçus de la Nouvelle-Orléans et de Barcelonne, conduisent à établir, que sur divers points maritimes du Nouveau-Monde cette maladie est endémique, et qu'elle se développe lorsque les fortes chaleurs putréfient les cadavres d'animaux et de plantes dont les marécages et les eaux stagnantes sont remplis; qu'ailleurs, et quelquefois même dans les lieux précités, elle devient susceptible de se répandre par le contact; que sa violence, sa contagion, sa marche et ses symptômes présentent les modifications dont la peste et le typhus nosocomial sont également susceptibles; que, par l'effet des circonstances exposées, la peste et la fièvre jaune descendent au niveau du typhus, et ressemblent beaucoup à cette maladie, tout comme aussi le typhus exaspéré, s'élève jusqu'à acquérir la violence, la forme et les traits de la peste et de la fièvre jaune; et qu'en un mot, les règles que nous

venons d'établir conviennent également et
sont applicable au typhus, à la peste et à la
fièvre jaune.

Appliquons ces données à la maladie de
Barcelonne. On peut compter sur l'exacti-
tude des faits que je vais rapporter, relativement à son origine et à ses commencemens.
» Dans les premiers jours du mois d'août un
» navire français, dans le port depuis une
» semaine, avait à bord un jeune homme
» malade : le capitaine, qui a eu autrefois la
» fièvre jaune, croit reconnaître l'existence de
» cette maladie ; la faculté sanitaire est ap-
» pelée, les symptômes furent jugés incertains,
» et le capitaine se décida à faire transporter
» le malade dans une maison de Barcelonnette.
» Désirant partir au plutôt, le capitaine fait
» au consul son rapport, appuyé de l'attesta-
» tion d'un médecin de la santé, qui ne croit
» pas le malade atteint de la fièvre jaune.
» M.ʳ de G**, fils du consul, jeune homme
» rempli de sentimens généreux, va voir le
» malade pour recevoir ses dispositions testa-
» mentaires, et le trouve mort. Le prin-
» cipal médecin de la santé, qui visitait
» le cadavre, déclara à M.ʳ de G** que le
» malade avait succombé à la fièvre. Entraîné

» par les plus nobles motifs , M.ʳ de G⁎⁎ se
» rend à la quarantaine , et fait part de tout
» au consul : c'est à son occasion que les auto-
» rités espagnoles firent des recherches et
» prirent quelques mesures : il fut constaté
» que le navire espagnol le Grand-Turc ,
» venu de la Havane depuis trois semaines ,
» avait communiqué à l'équipage du bâtiment
» français la contagion qui régnait à son propre
» bord ; un navire napolitain , porteur d'un
» grand nombre de réfugiés , eut les mêmes
» communications, et ces trois bâtimens furent
» mis en quarantaine , assainés, etc. Le 9 août
» on avait déposé au lazaret sept malades ;
» de sept charpentiers employés à réparer le
» bâtiment espagnol trois étaient déjà morts
» de la fièvre jaune : l'autorité envoya dans
» un couvent beaucoup d'individus suspects.
» Le 10 août il y eut au lazaret six morts et
» neuf malades ; le 14 , douze morts et vingt-
» quatre malades , venus des bâtimens qui
» étaient au port , ou de Barcelonnette : il
» importe d'observer qu'à cette époque l'état
» *sanitaire de Barcelonne était excellent , et*
» *que dans les hôpitaux civils et militaires il*
» *n'y avait pas un malade suspect ; bien*
» *plus , il existait alors moins de malades*

» *qu'à l'ordinaire ;* le 15 , on observait que
» M.ʳ le médecin , ni les infirmiers du laza-
» ret n'avaient point pris la maladie.

» Au 18 août (douzième jour de l'apparition
» reconnue de la fièvre jaune) tout le mal
» semblait encore borné au port et à quelques
» maisons de Barcelonnette , faubourg qui est
» habité par les marins ; à cette époque le
» lazaret avait eu en tout vingt-quatre
» morts , vingt-deux malades, et trois conva-
» lescens ; aucun infirmier n'était tombé
» malade , et on se flattait que la *fièvre jaune*
» *n'était point contagieuse.* Tous ces malades
» venaient , d'abord , des navires précités ,
» ensuite des équipages campés ; le plus petit
» nombre appartenait au faubourg de Barce-
» lonnette: ce dernier communiquait toujours
» librement avec Barcelonne , où l'état sani-
» taire continuait d'être satisfaisant : les navires
» du port et leurs équipages étaient d'ailleurs
» l'objet de mesures très-sages ».

Dès le 7 août on mit en quarantaine , dans
un couvent bien aéré , situé aux portes de
Barcelonne, le matelot qui avait porté à terre,
manié et soigné dans ses derniers momens le
Français dont le *cadavre jaune* donna l'éveil
aux autorités. Les personnes qui habitaient

la maison où le Français mourant fut apporté subirent la même épreuve sanitaire ; *aucun ne tomba malade*, et le 18 le matelot, malgré son teint hâlé, jaune et rouge, était plein de gaîté et de santé.

Le 20 août un enfant de douze ans est pris de fièvre jaune trois jours après la mort de son père, lequel avait perdu, dans l'espace de huit jours, trois fils et une fille : tous avaient travaillé sur un des bâtimens infectés. Dans la journée de la veille, le lazaret Sussio avait reçu deux malades, dont un était le frère du capitaine français. Morts, trois ; malades existans, vingt. Depuis le 6 août il y a eu en tout trente-cinq morts. Dans Barcelonnette il y avait deux malades en observation, et une femme morte.

A l'époque du 21 août on n'avait pas encore fermé les communications de Barcelonnette avec Barcelonne. Afin d'éviter la quarantaine dont ils étaient menacés, les habitans du faubourg firent mille imprudences pour prouver que l'épidémie n'était pas contagieuse, et ces imprudences propagèrent rapidement la contagion dans le faubourg et dans la ville de Barcelonne ; cependant les médecins continuaient de dire que cette fièvre jaune n'était

point contagieuse comme celle de Cadix,
attendu qu'excepté les personnes qui avaient
été dans les navires infectés, nul n'en était
atteint dans la ville, etc., etc.; mais bientôt
elle se déclare, d'abord, sur les points les
plus exposés ; elle gagne successivement les
maisons et les rues du voisinage, et attaque,
sur-tout, les personnes de la même famille et
celles qui ont visité les malades. La maladie,
une fois entrée dans une maison, se jette sur
tous ou presque tous les habitans ; tandis que
par des précautions sanitaires, usitées en
pareil cas, un grand nombre de maisons,
d'ailleurs entourées de l'ennemi, conservent
leur salubrité ordinaire.

Du port de Barcelonne la fièvre jaune est
portée à Tortose et à Malaga ; de Tortose à
Mequinenza, etc., etc., et dans toutes les
villes qu'elle envahit les malades présentent
les symptômes distinctifs de celle qui ravage
en même temps Barcelonne. Enfin, dans les
villes et les campagnes intermédiaires, ou
qui sont situées autour des cités en proie à
cet horrible fléau, par-tout les habitans
jouissent d'un état sanitaire satisfaisant ; ce
qui achève de prouver que la constitution de
l'air et des saisons est absolument étrangère à

l'épidémie de Barcelonne ; enfin, de tous les
remèdes que la médecine oppose avec plus ou
moins de succès aux maladies épidémiques,
endémiques, etc., il n'en est pas un qui
détruise celle-ci. Tout concourt donc à rendre
manifeste, 1.° que la ville de Barcelonne,
d'ailleurs très-salubre, n'a éprouvé aucune
des causes épidémiques, endémiques, etc.,
exposées pag. 19 et suiv.; 2.° que la maladie
qui l'a ravagée avait les caractères exotiques
et contagieux.

On a dû remarquer les faits qui empê-
chaient les médecins de Barcelonne de reconnaître la contagion de la fièvre jaune :
funeste erreur qui a coûté la vie à plus de
vingt mille personnes ! Et ne sait-on pas que
le typhus, la peste et la fièvre jaune, comme
les autres maladies contagieuses, offrent par-
tout beaucoup d'exemples semblables, les-
quels ne sauraient infirmer les faits positifs
infiniment nombreux qui prouvent la contagion ? Lors de la terrible fièvre pestilentielle
qui ravagea Montpellier, le célèbre médecin
François de Ranchin, chancelier de l'univer-
sité, et premier consul de la ville, se dévoua
généreusement au soin des malades, et la
contagion ne l'atteignit pas. Dix ans après

se renouvelle un fléau pareil, mais moins meurtrier, que l'on appela petite peste. Ranchin, moins heureux cette fois, tombe glorieusement *parmi les nombreuses victimes que la première contagion avait épargnées.*

Jettons maintenant un coup d'œil sur quelques objections qui méritent une réponse.

Des médecins, d'ailleurs habiles, voulant prouver la non contagion de la fièvre jaune, allèguent, que dans telle et telle épidémie les couvertures et les vêtemens des malades n'ont point communiqué la fièvre jaune aux personnes qui en ont fait usage.

Pour reconnaître la réalité de la contagion pestilentielle il faudrait donc que, depuis la peste du Péloponnèse jusqu'à l'époque de la découverte et de l'emploi des agens purificateurs, les peuples eussent été sans relâche la proie de ce terrible fléau !

Mais ces faits, rapprochés des cas de contagion vulgaire, sont loin d'avoir la force qu'on leur suppose, puisque, chez le peuple sur-tout, les effets qui ont servi aux malades attaqués de variole et de rougeole, dont la contagion n'est point contestée, continuent d'être employés sans purification préalable ; cependant ces maladies, loin d'être en per-

manence, ne reparaissent qu'à des distances
quelquefois très-éloignées.

Dans les mois de mai et de juin 1819 cette
maladie était prodigieusement répandue dans
tous les quartiers de Toulouse, tandis que
plusieurs maisons d'éducation et *les villages
autour de la ville*, quoiqu'en communication
continuelle avec les habitans, en furent pré-
servés. Dans le mois d'août la rougeole reparut
çà et là dans certaines villes et certains villages
de la contrée ; elle fit des grands ravages à
Béziers, ville parfaitement située, tandis que
chez nous elle était généralement bénigne.
Pendant que cette maladie commençait de
s'établir à Toulouse, elle était répandue dans
d'autres pays éloignés, comme l'Anjou, en
deçà de la Loire : l'air ne la portait pas,
puisqu'autour de Toulouse, et sur d'autres
points intermédiaires, on ne l'observa point.
Dans les mois d'octobre et de novembre la
rougeole reparut de nouveau, et attaqua
un grand nombre de sujets qu'elle avait
épargnés, je ne sais pourquoi, car ils n'avaient
cessé d'habiter Toulouse ; mais dans la pension
de M.me de Lanoue il me fut donné de saisir
le fil de sa communication : dans les derniers
jours d'octobre M.lle N** arrive du gros

bourg de Saint-Ibars, où la rougeole visitait toutes les familles ; à peine est-elle entrée dans la pension, que je l'a vois en proie à la rougeole ; douze jours après trois autres pensionnaires sont attaquées de la même maladie, qui se jette successivement sur tout le reste de cet établissement. De ces faits il faut conclure que les maladies contagieuses n'attaquent pas nécessairement tous les individus exposés à la contracter, et que, malgré les communications directes et multipliées avec les foyers infectés, un grand nombre de personnes en restent préservées.

Dans les hôpitaux et autres établissemens publics où ont régné des maladies contagieuses, ni les salles, ni les lits, ni les meubles, etc., qui ont servi aux malades, n'ont été purifiés ; cependant l'épidémie cesse et ne se perpétue pas. Le changement de saison, l'influence des météores, l'action désinfectante de l'air, la rareté des malades opèrent, sans doute, ce phénomène : tous les médecins ont pu faire la même remarque au sujet des contagions vulgaires, comme la variole et la rougeole. Celle-ci, par exemple, visita le collége royal dans les mois d'août et septembre 1812, et elle n'a reparu dans cet établissement

qu'au mois de mai et juin 1819. La même chose
arrive chez les particuliers. Que deviennent
alors les germes, et pourquoi ne continuent-
ils pas de produire leur effet connu ? c'est ce
que je ne puis dire ; mais ce fait prouve évi-
demment la faiblesse de l'objection, puisque,
malgré tous ces moyens propagateurs, la
rougeole ne continue pas de régner.

La gangrène d'hôpital me fournirait une
foule de faits du même genre. Les cartons du
conseil de santé militaire renferment un mémoire que j'ai fait, dans le temps, sur cette
autre sorte de maladie contagieuse, pour
répondre aux questions que le ministre de la
guerre me fit l'honneur de m'adresser.

Il importe aussi d'observer que les effets de
laine *imprégnés de miasmes typhoïdes ne
communiquent la contagion qu'à certaines
conditions ; je dirai la même chose des malades
soignés dans leur familles. Les pauvres infirmiers, entourés de leurs parens, dans une
petite chambre, où tous étaient couchés, ont
souvent communiqué la maladie, tandis que
les officiers de santé et les employés, en
meilleure situation, ne la propageaient pas ;
enfin, il arrive quelquefois que la maladie se
communique réellement ; mais sa bénignité

et ses déguisemens la font méconnaître. C'est
ainsi que M.ʳ Soumet, chirurgien, fut pris
d'une maladie que mon propre collégue pre-
nait pour une péripneumonie bilieuse; j'établis, au contraire, dans la consultation où
je fus appelé, que c'était notre typhus nosocomial, et l'événement mit la chose hors de
contestation.

Je ne serais donc point surpris que cette
erreur fût commune aux médecins qui allèguent contre la contagion de la fièvre jaune
les cas où cette maladie ne s'est point répandue.
Il ne faut pas se dissimuler les obscurités de
ce sujet, ni combien notre esprit est faible,
lorsqu'une opinion le préocupe : aussi fais-je
des vœux pour que les praticiens examinent
attentivement tous les faits que je rapporte
et les conséquences qui en sont déduites.

Lorsque, dans le temps, j'ai fait connaître
une partie de mes recherches sur les contagions, la plupart des médecins m'ont paru
peu initiés dans cette matière.

Par exemple, les éruptions varicelleuses
ont été dans toute l'Europe un sujet inépui-
sable de disputes médicales et populaires,
les uns affirmant que ces éruptions, dont
beaucoup d'enfans parfaitement vaccinés sont

atteints, appartiennent à la variole, tandis que d'autres les réputent seulement varicelleuses. J'ai, *le premier*, éclairci ce point de dispute, et fait découvrir confidentiellement à mes confrères la véritable nature de ces éruptions, *en inoculant le virus à des enfans qui n'avaient eu, ni la variole, ni la vaccine.* Je ne puis en dire davantage là-dessus, et je me borne à rappeler ce que j'ai précédemment établi sur *la nature et les propriétés de chaque agent contagieux.* Dès que le germe trouve des conditions favorables à son développement, il produit sur le corps humain cette série de phénomènes morbifiques qui caractérisent la maladie dont il est le fruit.

Au reste, n'oublions pas que, dans tous les temps et dans tous les pays du monde, la contagion du typhus pétéchial et de la peste elle-même ont été un sujet de controverse médicale ; que sa cause et son genre de propagation ont été révoqués en doute, et même combattus par les motifs et les raisons précisément dont on nie la contagion de la fièvre jaune. Et combien de fois n'ai-je pas vu méconnaître la nature contagieuse, par exemple, du typhus qui ravageait certaines prisons et certain

tains hôpitaux où j'ai eu la consolation d'en
arrêter les progrès (1)? Souvent on m'a opposé
des cas nombreux où ces maladies ne se communiquent pas, comme si la contagion devait
toujours s'exercer sans égard au temps de
l'année, aux localités, à la situation des
malades et aux autres circonstances qui la
favorisent et la rendent manifeste? Au reste,
les maladies les plus certainement contagieuses ne sévissent pas toujours avec la même
fureur, et ne se jettent pas également sur
toute sorte de sujets : leur développement
et la facilité de les gagner résultent de conditions qui n'existent pas d'une manière permanente, ni par-tout. Tite-Live avait déjà
observé que le typhus contagieux de Syracuse en voulait aux Carthaginois plus qu'aux

_____

(1) Autrefois le typhus nosocomial de l'Hôtel-Dieu
de Paris se propageait très-souvent aux quartiers
voisins, et même dans une grande partie de la Capitale, *parce que cet hôpital réunissait toutes les conditions favorables à ces fièvres contagieuses* ; qu'il
était situé dans un lieu peu aéré, et au centre d'une
grande ville, on ne peut plus favorable à sa propagation. Avant le 16.me siècle rien ne fut fait pour
détruire ce foyer *des fièvres* que l'on appelait pestilentielles.

Romains, déjà familiarisés avec le climat. L'éphémère britannique épargnait les Ecossais; la dyssenterie pestilentielle de Nimègue respecta les Juifs et les Français, et ne s'étendit point dans les campagnes. La peste de Moskou fut pendant long-temps si peu clairement contagieuse, que la plupart des médecins méconnurent cette terrible maladie, et livrèrent innocemment la contrée aux plus grandes calamités. Enfin, j'ai vu souvent des militaires, des officiers de santé et des employés aux hôpitaux militaires, qui, ayant gagné la contagion typhoïde, et s'étant fait soigner dans des maisons particulières, n'ont communiqué leur maladie à personne. Je sais également qu'un dentiste et un notaire infectés dans un hôpital que je dirigeais, et soignés dans leur famille, ont offert le même phénomène. Mais ces faits, quelques nombreux qu'ils soient, prouvent-ils quelque chose contre la réalité de la contagion thyphoïde dans les circonstances précitées (1) ?

_____

(1) Des conscrits qui m'intéressaient d'une manière particulière ont passé presqu'un mois dans la salle des malades prisonniers sans contracter la contagion typhoïde; ils faisaient usage de préservatifs assortis aux localités. Plusieurs fois j'ai observé que

Les médecins qui nient la contagion auraient
tort d'opposer à ces données certaines les phé-

---

les malades cessaient d'être garantis, lorsqu'ils étaient
forcés de coucher pêle-mêle dans des lits infectés.
Un fou, qui passa impunément dans cette salle une
quarantaine de jours, reçut le typhus d'un conva-
lescent de cette maladie, auquel il fut accolé par
l'effet de circonstances impérieuses (l'encombrement de la salle) qu'il m'était impossible d'éviter :
ainsi, l'air de la salle ne transmettait pas la contagion.

Un bataillon de chasseurs de....... fut enfermé
dans une prison militaire qui, chaque mois, envoyait
une trentaine de malades dans ma salle, dite *des
Consignés*. Cette salle, constamment fermée à clef,
et gardée par un factionnaire, renfermait trente-
cinq lits, la plupart occupés par des soldats atteints
de la fièvre des prisons. L'emprisonnement des chasseurs fit augmenter d'une manière alarmante le
mouvement de ma salle. Je signalai à l'autorité com-
pétente les progrès du typhus, la nécessité de détruire ses sources, et de placer les malades dans un
local plus spacieux ; mes démarches réitérées furent
inutiles. Ma salle eut bientôt soixante-quatorze malades, presque tous atteints de la même contagion.
Alors seulement on se procura une salle plus vaste.
Je parvins à faire désinfecter la prison, renouveler
la paille, disperser les prisonniers, etc.; le typhus
cessa comme par enchantement.

Ici, comme dans tant d'autres cas, la contagion
était évidente.

nomènes observés dans les pays marécageux,
couverts d'eaux stagnantes, et affligés de maladies endémiques. Dans l'été et au commen-
cement de l'automne, Mantoue, par exemple,
est fertile en fièvres périodiques que l'on re-
trouve également dans la partie marécageuse
de notre Languedoc, où l'on observe encore
beaucoup de fièvres pourprées et péléchiales.
Ici, les effluves putrides, les miasmes morbifiques répandus dans l'atmosphère locale,
engendrent des maladies que l'on évite surement, si l'on s'éloigne du rayon insalubre.
A quelques lieues de là tout le monde se
porte bien, tandis que les maladies contagieuses règnent en même temps ou successivement dans des pays et des villes dont les
conditions locales sont différentes et même
opposées. C'est ce que j'ai vu dans plusieurs
contrées de la France, de l'Espagne, de
l'Italie et de l'Allemagne, et j'ai fait la même
observation dans quelques places fortes mal
saines. On peut étendre ces considérations
sur les maladies endémiques à la fièvre jaune,
observée dans plusieurs parties du Nouveau-
Monde ; car, dans les lieux où elle est endémique, on peut l'éviter surement, si l'on
s'éloigne de telle ville et de telle plage :

ici les malades peuvent ne pas la communiquer. Les pays insalubres et producteurs de maladies endémiques offrent souvent en Europe le même phénomène, qui, malgré sa réalité, ne prouve rien contre les principes relatifs à la contagion.

L'expérience m'a également appris qu'une maladie légère, produite par la saison, peut devenir grave et contagieuse dans des circonstances données. Par exemple, dans l'été de 1807 il régnait à Toulouse des flux de ventre généralement bénins, et seulement funestes aux petits enfans, que les chaleurs font développer à peu près tous les ans dans cette ville ; mais ces diarrhées et ces dyssenteries furent tout autrement redoutables *aux prisonniers Prussiens*, qui, au nombre d'environ huit cents, étaient couchés dans le couvent des Jacobins. La nature contagieuse et l'extrême violence du mal forcèrent l'autorité militaire à prendre des mesures de salubrité qui, en peu de temps, arrêtèrent le fléau.

Communément après que les maladies contagieuses ont disparu d'une ville ou de tout autre lieu, on n'en trouve aucun vestige, et l'on pourrait douter qu'elles ayent laissé des germes ; cependant que penser de bien

de maladies avec taches cutanées que l'on
observe dans telles localités et telles circonstances? En voyant çà et là, dans la pratique civile , ces fièvres adynamiques et
ataxiques (dont le cours est inabréviable ,
quoique l'on fasse , et qui durent une ving-
taine de jours) , je me suis demandé si ces
maladies ne viendraient point de germes contagieux déposés à l'insçu de tout le monde sur
des meubles, des effets , des vêtemens , etc.
N'est-ce pas un phénomène remarquable ,
que la ressemblance de ces fièvres (dont les
particuliers ne connaissent presque jamais
la cause) avec le typhus contagieux des hôpitaux , des prisons, etc. ? Elles attaquent de
préférence les jeunes gens. Les ayant obser-
vées sur des séminaristes , je suis parvenu à
découvrir leur origine contagieuse ; car ces
jeunes ecclésiastiques étaient chargés d'instruire et d'assister les prisonniers , etc.

Je ne crois pas devoir entrer dans d'autres
détails sur le sujet de la contagion et des épidémies. Maintenant je passerai à l'examen
de cet autre problème , sur lequel, au reste ,
la médecine a bien plus de lumières. La contagion de la fièvre jaune étant donnée, trouver les préservatifs.

La Contagion de la fièvre jaune étant reconnue, indiquer les préservatifs (1).

1.º La contagion, comme attachée aux malades et aux effets infectés, a une nature fixe et immobile. Elle ne se propage guère que par l'attouchement des corps viciés : l'air ne porte point la contagion, à moins que l'on ne reçoive de près les émanations qui s'élèvent des corps infectés, sur-tout dans les chambres peu spacieuses et peu aérées.

---

(1) Dès le 24 septembre dernier je fis paraître, sur les préservatifs de la contagion américaine, un article qui me fut inspiré par les nouvelles de la Catalogne, et que les journaux de Perpignan et de Bayonne firent connaître aux intéressés. Vers le 20 du mois d'octobre j'eus l'honneur d'adresser à l'intendance sanitaire de Perpignan un mémoire sur les caractères de la contagion épidémique et sur l'espèce de cure dont la fièvre jaune me paraît susceptible. L'accueil flatteur que l'intendance de Perpignan fit à mon travail m'inspira l'idée de communiquer à M.ʳ le Consul de Barcelonne le plan de cure que je recommande ici. Employé *à temps, et avec les précautions convenables,* il sera, j'espère, couronné du succès.

Cependant plusieurs faits prouvent qu'à
la faveur d'un courant d'air les miasmes
sont transportés à une certaine distance, et
que la putréfaction des cadavres des sujets
morts de maladies pestilentielles, facilite ce
genre très-redoutable de propagation.

2.° Quoique tous les tissus et toutes les
étoffes reçoivent le germe contagieux, le lin
et le chanvre le conservent moins aisément
que le poil et la laine ; et voilà pourquoi il
faut purifier jusqu'aux cheveux des convalescens et des individus suspects. Les lessives
alkalines suivies de lavages acidulés, les fumigations de *Smith* et de *Morveau*, détruisent
surement les miasmes.

3.° L'huile dont la peau est enduite, faisant fonction d'isoloir, les personnes chargées d'assister et de servir les malades peuvent également se prémunir contre la contagion, en ne touchant les corps infectés
qu'avec les mains huilées, qu'on lave ensuite avec de l'eau acidulée : le même moyen
garantit de la gale.

Je n'ai pas besoin d'ajouter que l'emploi
de ce moyen ne dispense pas d'observer les
autres préceptes.

4.° Les comestibles, les pièces monnayées,

et, en un mot, les objets dont le transit est inévitable, sont désinfectés en passant dans de l'eau acidulée soit avec le vinaigre, soit avec l'acide sulfurique, etc., etc.

L'énonciation de ces vérités fera sentir à tout homme éclairé, que par de sages mesures de police et de médecine on peut se préserver de la contagion, même dans les villes, les quartiers et les maisons infectés ; que si les fièvres de ce genre deviennent redoutables, c'est parce que le peuple manque de lumières, et que les magistrats ne prennent pas en temps utile les mesures que la chose commande.

Toutes les villes exposées à la contagion qui se manifeste dans un pays devraient se conduire avec la prévoyante activité que l'on déploie dans les places menacées par l'ennemi.

Outre les mesures ordinaires que la police emploie, l'autorité devrait instruire les citoyens des précautions sanitaires dont il faut faire usage en pareil cas lorsqu'elle en donne le signal. On élude d'éclairer le public, sous prétexte que ce serait accréditer les nouvelles effrayantes : c'est ainsi que le mal gagne et s'insinue dans la ville, et que les précautions

tardives du magistrat augmentent le désordre, si dangereux en de telles conjonctures.

Hommes légers et superficiels qui prési-
diez aux destins de Barcelonne, pensiez-vous
donc que le silence gardé en ce moment déci-
sif procurerait un doux sommeil à un peuple
si souvent réveillé par les tempêtes et les
désastres !

Qu'on ne s'y trompe pas : ici l'esprit de
l'homme a besoin d'être fixé. La réalité porte
sa mesure avec elle, tandis que les malheurs
vagues et les chimères ouvrent le plus vaste
champ aux égaremens de l'imagination
alarmée.

Au surplus, la peur ne donne pas plus la
peste que la variole. Et comment ne pas
voir que les instructions du magistrat encou-
rageraient tout le monde, et que les personnes
les plus timides auraient moins de faiblesse
si elles connaissaient les préservatifs ? Quand
le public saura que la contagion prévue est
aisément arrêtée, et que, de tous les fléaux
de la nature, celui-là est le plus facile à
maîtriser, il sera moins accessible aux alar-
mes, et se prêtera avec plus de zèle aux
mesures de salut.

Il faut que, sans attendre la présence de
la contagion, l'autorité prépare le plan qui

doit être suivi et exécuté aussitôt que le mal pénètre dans la ville. Dans ce plan on affecte à chaque quartier les magistrats chargés de la surveillance, les personnes destinées au service sanitaire, la quantité de comestibles qui doivent être journellement distribués aux indigens, les moyens de transport des denrées, etc., etc.; en un mot, les emplois, les moyens, tout doit être fixé, afin que le plan s'exécute sans obstacle quand il convient d'agir. Il faut réserver les lazarets aux étrangers et aux pauvres.

Dès que l'autorité est avertie que l'ennemi a pénétré, exécutant les mesures préparées d'avance, elle isole à la fois la ville et chaque maison pendant douze jours; interdit la circulation des citoyens, nul ne pouvant sortir de sa demeure, excepté ceux dont l'intérêt public exige l'emploi; enfin, elle ordonne d'enfermer ou de tuer les chiens et les chats qui pourraient transporter la contagion.

A la faveur de ces mesures prises dès le principe, non-seulement la contagion ne sera point propagée; mais on connaîtra bientôt les familles et les maisons atteintes. Ces maisons seront soumises à une quarantaine rigoureuse et aux mesures sanitaires que le cas exige. Les douze jours d'épreuve étant passés, on peut affranchir de la quarantaine les quartiers et les maisons intactes. A cette époque, les foyers contagieux sont bornés à quelques maisons où il est aisé de les détruire.

Quant à la purification des effets quelconques, il faut se garder de prescrire leur brûlement, comme on l'a fait dans plusieurs villes de l'Espagne. Le peuple ne manque point de soustraire les objets dont il peut se servir, tandis qu'il se prête aux purifications qui ne les détruisent pas.

Il serait inutile d'exposer les idées accessoires et les détails, comme aussi d'indiquer les autres mesures connues. Il importe, par dessus tout, d'être préparé à l'événement, et d'éclairer les citoyens. Donnés avant l'invasion de la maladie, les conseils instructifs de l'autorité ne peuvent manquer d'être profitables ; ils ne seront guère écoutés s'ils arrivent plus tard que l'ennemi.

Dans leurs discours et leurs écrits les médecins recommandent, jusqu'à satiété, le courage, comme si cet heureux état de l'ame pouvait être le fruit de leurs conseils : pour moi je reconnais qu'il est d'un grand prix

dans tous les temps calamiteux; mais j'affirme
que la sécurité et le courage ne défendent
souvent pas des maladies contagieuses, et qu'à
bien estimer les choses , le meilleur est
toujours d'user de sages précautions. J'ai vu
le typhus contagieux attaquer *les foux ,*
les officiers de santé qui ne croyaient pas
à la contagion, et les plus braves militai-
res qui ignoraient même la nature propa-
gatrice de cette maladie ; enfin, plusieurs
petits enfans des infirmiers ont , quoique
tard , pris le typhus nosocomial , qui à cet
âge est plus bénin : je sais qu'à Barcelonne
des enfans de dix ou douze ans ont aussi con-
tracté la fièvre jaune auprès de leurs parens
morts de cette maladie.

Que l'on ne compte pas trop , non plus ,
sur le froid , la neige , l'élévation des lieux,
comme si la contagion ne s'exerçait invariablement que de telle manière observée, par
exemple , aux États-Unis (les événemens de
Barcelonne ont justifié ce conseil donné avant
l'arrivée de la fraîcheur). *L'abaissement de*
la température , l'arrivée de tels météores ,
font souvent disparaître la fièvre jaune dans
les lieux où elle est endémique ; ces mêmes
causes arrêtent aussi les maladies endémi-

ques de l'Europe. Mais la contagion peut suivre d'autres lois : c'est ainsi qu'en 1794 celle du typhus ravageait nos troupes au milieu des glaces et de la neige des Pyrénées ; j'en fus moi-même atteint sur la montagne qui domine la place de Roses et le fortin appelé Bouton.

Quant aux mesures générales, elles doivent tendre à garantir surement le royaume, sans *géner inutilement* le commerce. Afin de l'entraver le moins possible, et d'assurer convenablement la salubrité publique , il faut établir les lazarets désinfectans sur la frontière , où les ouvriers , les constructions ligneuses et autres sont à vil prix ; d'ailleurs la population y est disséminée de manière à rendre la contagion peu redoutable. C'est en deçà des Pyrénées que des cordons rigoureux doivent être établis en permanence jusqu'à ce que l'état sanitaire de la Catalogne et de l'Aragon n'inspire plus de sollicitudes ; nos côtes peuvent être gardées plus facilement.

Quoique Toulouse soit le centre d'un commerce interlope considérable, je ne pense pas qu'un lazaret doive y être établi. Chaque ville manufacturière de l'Aude, de l'Ariège, etc., pourrait en réclamer un par les motifs allégués

en faveur de Toulouse ; or , de pareils établissemens multipliéraient les entraves commerciales , les rouages inutiles , les dépenses
onéreuses, etc. ; mais si l'autorité voulait
m'unir d'un lazaret la ville de Toulouse ,
c'est à l'île du Château qu'il faudrait l'établir.

Au reste , la police médicale ne doit pas
s'arrêter à l'opinion que la fièvre jaune res-
pecte les pays éloignés de la mer. Lorsque
je considère que cette maladie se montre dans
la Haute-Louisiane , à soixante lieues de la
mer, et qu'elle dépeuple l'intérieur du Mexi-
que , j'ai de la peine à croire qu'elle ne puisse
pas interner. Si la fièvre jaune ne se manifeste
que dans les villes maritimes , c'est parce que
le rassemblement des hommes , la multitude
des relations commerciales et l'atmosphère de
ces lieux , favorisent son développement ;
tandis que dans l'intérieur de l'Amérique
l'extrême dissémination des peuplades sau-
vages et agricoles n'offre aucune prise à sa
propagation. La peste éclate communément
aussi dans les villes maritimes et commerçantes
peu éloignées de la mer et de l'embouchure
des grands fleuves : aurait-elle *interné si*
l'Europe n'était point couverte d'une nom-
breuse population qui se touche par toutes

sortes de relations politiques, militaires., religieuses et commerciales?

La fièvre jaune étant reconnue, quel remède lui opposer?

Aujourd'hui il est bien reconnu que souvent la peste et la fièvre jaune ressemblent parfaitement au typhus contagieux des camps, des prisons et des hôpitaux. Ne voulant pas inutilement faire étalage d'érudition, je me borne à énoncer ce fait important. D'un autre côté, j'ai acquis la certitude que le typhus contagieux des armées ne ressemble pas moins exactement, tantôt à la peste, et tantôt à la fièvre jaune, *avec cette seule différence remarquable*, que, dans ces cas, le typhus prolonge sa durée bien plus que la peste et la fièvre jaune n'ont coutume de le faire. Cette similitude m'avait tellement frappé, qu'écrivant à la société médicale de la Nouvelle-Orléans, à laquelle j'ai l'honneur d'appartenir, je disais : *la fièvre jaune me paraît être notre typhus pétéchial, avec les formes, et, si je puis parler de la sorte, avec les traits et les couleurs qu'impriment le climat, le terrein et les localités du Nouveau-Monde.*

Je

Je n'exposerai pas ici les grands avantages
que j'ai obtenus de l'emploi de la limonade
sulfurique et du calomel dans la cure du
typhus des camps et des hôpitaux : je les ai
fait connaître ailleurs (*vid.* matériaux pour
servir à la médecine militaire). Ces remèdes,
véritablement dirigés contre la cause morbifique, ont le temps d'opérer, attendu que le
typhus prolonge communément sa durée
jusqu'à la troisième semaine : ils n'auraient
pas la même puissance contre la peste et la
fièvre jaune, qui éteignent la vie dans l'espace
de cinq, six ou sept jours (1).

Cependant il est impossible de compter
sur les traitemens qui *ne détruiraient* ou *ne
chasseraient point du corps l'agent vénéneux
qui produit la fièvre jaune*. Les médecins
instruits savent que cette terrible maladie
résiste à tous les remèdes qui lui ont été
opposés ; qu'il n'est point de traitement *dirigé
contre les causes morbifiques ordinaires dont
on ait véritablement à se louer*, et qu'enfin,
si l'on excepte les moyens destructeurs des
complications, toute la cure est encore igno-

(1) Il faut néanmoins reconnaître que la cure
acide et mercurielle a souvent réussi.

6

rée. Les malheurs de Barcelonne, de Tortose, etc. , et les aveux des médecins français et espagnols ne laissent aucun doute là-dessus.

Si je ne m'abuse pas, l'impuissance de la médecine *vient de ce que la fièvre jaune est causée par un principe vénéneux inaccessible aux remèdes ordinaires, en ce qu'il est trop promptement destructeur de la vie pour que la nature et l'art puissent le surmonter ;* mais l'analogie ne nous fera-t-elle pas découvrir l'inconnue ?

Boerhaave devina que la peste ne serait guérie que par la sueur, et l'événement a confirmé la décision de ce beau génie. Or, les conditions de la fièvre jaune, ne différant pas essentiellement de celles de la peste, pourquoi le moyen qui souvent réussit contre celle-ci ne serait point opposé à celle-là ? On pressent que je veux parler des frictions huileuses dont on doit la découverte au père Louis de Pavie, à Baldwin, à Louis Franck, à M. Desgenettes : on doit les opposer avec d'autant plus de confiance à la fièvre jaune, que, selon M. de Humboldt, il en a été déjà fait plusieurs essais heureux.

Ces frictions huileuses, que l'on continue et réitère, afin de provoquer des sueurs abon-

dantes, ont fréquemment arrêté le développement de la peste, en faisant sortir du corps
les miasmes destructeurs dont il est infesté.
Si l'on considère que *la contagion pénètre
communément en nous par les absorbans
cutanés, et que ces frictions, éminemment
sudorifiques, sauvent la plupart des pestiférés,*
on n'hésitera point à employer un expédient
médical dont la théorie et la pratique font
présager l'utilité (1). J'observerai aussi, qu'il
importe de *l'opposer vite à la maladie qui
débute.* C'est sur-tout alors que l'on peut
compter sur le succès : qu'espérer, en effet,
lorsque le venin a enflammé les organes essen-
tiels, et attaqué les sources et les moteurs de
la vie !

Je ne crois pas devoir rapporter les détails
de ce traitement, qui est connu (*vid.* le mémoire de M. Desgenettes; la dernière édition
de la nosographie de M. Pinel, etc.); mais il importe de dire, que, pour garantir les personnes
qui font les frictions, il faut, 1.º qu'elles soient
préalablement huilées, sur-tout aux bras; 2.º

(1) Pendant l'impression de cet opuscule, j'ai appris qu'à Barcelonne *les sueurs sont du meilleur
augure et une crise salutaire.*

qu'avant de frotter le malade, et pendant l'opération, on place autour du lit plusieurs vases désinfectans dont on alimentera l'activité. Le procédé de Smith fournit des vapeurs que la poitrine supporte mieux que celles de l'acide muriatique. A défaut d'infirmiers qui veuillent se livrer à cette pratique usitée dans le levant, on pourrait faire des frictions avec une longue pièce de laine dont les extrémités seraient tenues par deux personnes.

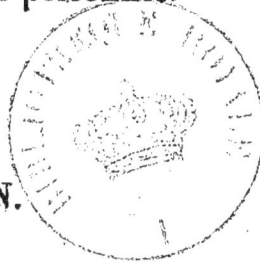

FIN.

TOULOUSE,

BELLEGARRIGUE, Libraire, Imprimeur de S. A. R. MONSIEUR Frère du ROI.

www.ingramcontent.com/pod-product-compliance
Lightning Source LLC
Chambersburg PA
CBHW030927220326
41521CB00039B/1167